AF245929

AVIS
SUR L'HYDROPHOBIE,
VULGAIREMENT APPELÉE RAGE,
SUR LA RAGE,

ET SUR LES PRÉCAUTIONS A PRENDRE CONTRE LES CHIENS,

Par M. BOBE-MOREAU, Docteur en Médecine.

» Il n'est pas dans cette maladie qu'il a plu d'appeler RAGE,
» de symptôme plus rare que la RAGE elle-même. »
BOUTEILLE. *Memoires de la Société Royale de Médecine, année 1783.*

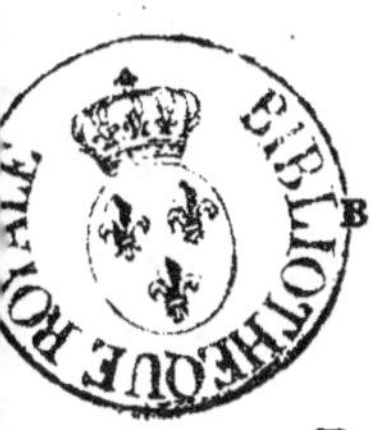

PRIX : Un franc cinquante centimes.

La Vente s'en fait au Bénéfice de l'Hôpital
des Pauvres de la Ville de Rochefort.

A ROCHEFORT,

Chez RIDORET, Imprimeur - Libraire,
Rue des Fonderies, vis - à - vis la Fontaine de la Place d'Armes.
(Décembre 1824.)

AVERTISSEMENT.

Tous les Médecins, beaucoup de personnes éclairées savent ce que cet Avis contient.

Les vérités qu'il renferme sont généralement admises par les hommes de l'art les plus expérimentés, les plus sages.

On peut attaquer ces verités, les combattre même, on n'y substituera rien de plus vrai de plus consolant.

Les événemens épouvantables arrivés à Burlay, au Gua, etc., en 1822; les bruits effrayans qui ont été répandus tout-à-l'heure, dans cette Ville et dans ses environs, ont fait sentir à l'Auteur, la nécessité de mieux faire connaître l'Hydrophobie, la Rage; de rendre populaire tout ce qu'il importe le plus de savoir sur ces maladies.

En détruisant ainsi les préjugés si répandus à leur sujet, dans toutes les classes de la société, en calmant l'effroi, en dissipant les terreurs que font naître ces préventions, on peut étouffer , autant qu'il est possible , un mal que l'imagination produit, dont elle peut du moins hâter le développement, assurer à ceux qui auraient le malheur d'en être atteints , les attentions , le soulagement que réclame leur pitoyable état.

Puisse la publicité de cet Avis dissiper les allarmes, rendre la sécurité, et dans les circonstances désastreuses , faire substituer la douce pitié, la tendre compassion à l'horreur dont les préjugés ont enveloppé l'Hydrophobie et les Hydrophobes.

AVIS
SUR L'HYDROPHOBIE,

vulgairement appelée RAGE, sur la RAGE,
et sur les précautions à prendre contre les Chiens.

LA RAGE est de tous les maux, celui qui répand le plus d'effroi.

On doit moins en accuser le danger de cette maladie, et les symptômes qui l'accompagnent, que les récits, toujours grossis, des ravages produits par les animaux enragés : l'opinion, généralement admise, que les hommes atteints d'HYDROPHOBIE, affectent les manières d'attaquer et de se défendre des animaux de la race des chiens et des chats, cherchent à mordre et mordent en effet ceux qui les approchent, et communiquent la rage par leurs morsures : les contes populaires dans lesquels on exagère encore tout ce que cette maladie a d'épouvantable ; et, ce qu'il y a de plus affreux, les histoires trop véritables, des assassinats commis sur ces malades, en les étouffant entre des matelats, assassinats que le ministère public devrait poursuivre avec plus de sévérité que les autres crimes de cette nature, puisqu'ils s'exercent sur des malades.

L'impunité enhardit à de nouveaux attentats, et l'effroi qu'ils répandent favorise le développement de l'hydrophobie et éloigne des personnes mordues, les secours et les consolations dus aux malades.

Faut-il dire que, pour rendre ces histoires plus vraisemblables, on ose les colorer de cet odieux mensonge, que les médecins, dont les fonctions augustes sont de compatir, de soulager, ou du moins de consoler, ordonnent ces crimes ou les commettent, plus lâchement encore, en mêlant le poison au remède avec lequel ils leurrent leur victime ?

Que s'il se trouvait parmi les ministres de santé, des monstres capables d'attentats aussi énormes, puisse la justice la plus éclatante les frapper de toute la rigueur des lois ! puissent leurs noms, couverts d'opprobre, être pour toujours livrés à l'indignation publique !

Est-il donc utile de hâter l'issue funeste d'une maladie qui tue irrévocablement dans 12, 24, 36 ou 48 heures au plus, et dont la rapidité a, sans doute, fait supposer le crime ?

C'est être utile que de détruire les préjugés répandus à ce sujet.

L'administration entraînée, dans des momens d'effroi, pourra opposer les résultats de l'observation, lorsqu'on lui proposera des précautions vaines, inutiles, dangereuses.

Aucune circonstance plus déplorable ne se présentera pour répandre quelques instructions sur ce sujet.

Le mot hydrophobie, exprime l'horreur de l'eau, l'un des symptômes ou accidens de la maladie qui porte le même nom.

Le mot rage, désigne, surtout, le délire furieux, accompagné du désir de mordre, qui succède très-rarement chez l'homme, à l'horreur de l'eau et aux autres symptômes de l'hydrophobie.

L'erreur qui fait donner la même acception aux mots rage et hydrophobie, contribue sans doute à augmenter l'effroi qu'inspirent les hydrophobes, toutefois la rage n'est pas toujours accompagnée d'hydrophobie chez les animaux.

Chez l'homme la morsure des animaux enragés produit plutôt l'hydrophobie, et n'excite que très-rarement le délire furieux qu'accompagne le désir de mordre et auquel on donne le nom de rage.

Faudrait-il penser, avec *Montaigne*, « Que la constitution « des maladies est formée au patron de la constitution « des animaux. » (Essais, liv. III. ch. CXIII. de l'expérience.)

Quoiqu'il en soit, il faut surtout répéter que les hommes mordus par les chiens, les loups, les chats enragés, et chez lesquels la contagion se développe, ont seulement horreur de l'eau, deviennent hydrophobes, entrent rarement en fureur ; et que les carnivores, dans les mêmes circonstances, sont pris de la rage, entrent en fureur, mordent, communiquent quelquefois l'hydrophobie aux hommes par leurs morsures, et que ceux-ci ne la donnent jamais.

La rage est moins fréquente qu'on ne le croit généralement. La plupart des chiens, dits enragés, qui sont sacrifiés à la tranquillité publique, ne sont pas enragés.

Tous les bons esprits, toutes les personnes éclairées, doivent s'empresser de rendre populaires ces vérités, afin de diminuer les terreurs paniques, et faire cesser les maux qui en sont les suites. C'est à présent surtout que ces vérités devraient être familières ; lorsque tous les esprits agités, toutes les imaginations ébranlées, sont plus disposés à céder aux impressions les plus frivoles, les plus invraisemblables.

Les personnes qui auraient été mordues par un chien, avant que celui-ci l'eut été par un animal enragé ne doivent pas craindre que la rage dont ce chien serait ensuite atteint, développe chez elles l'hydrophobie.

Un animal ne peut pas inoculer une maladie qu'il n'a pas.

Si la Police fait tuer des chiens non enragés qui ont

mordu des hommes , c'est pour empêcher qu'un animal dangereux , par sa méchanceté, ne blessé d'autres personnes.

Les animaux irrités exercent souvent leur fureur, par des morsures multipliées, sans causer la rage.

L'hydrophobie s'est cependant développée à la suite de morsures d'animaux enflammés par des passions , en colère et non enragés.

Plusieurs médecins ne pensent pas que l'hydrophobie puisse être transmise par la morsure d'animaux ainsi excités , si déjà ces animaux n'étaient pas enragés. L'observation suivante semble toutefois prouver le contraire.

Des Soldats renfermèrent dans une même chambre, un chien et un chat dont ils avaient excité la colère, en les faisant battre ensemble. Le chien tua le chat; l'animal vainqueur et furieux , mordit plusieurs soldats , en sortant du combat ; l'un d'eux mourut hydrophobe , les autres furent traités à Rouen où cet événement se passa. (Journal de médecine militaire, par De Horne, année 1778.)

Le dissentiment des médecins, à ce sujet , viendrait-il de ce que ceux qui nient la possibilité du développement de l'hydrophobie, à la suite de morsures d'animaux non enragés, ne voudraient pas reconnaître d'autre hydrophobie que celle qui est contagieuse?

Quoiqu'il en soit, cet exemple récent fera du moins connaître combien il est dangereux d'exciter à la fureur les animaux domestiques carnivores.

Ceux qui n'appartiennent pas à la famille des chiens et des chats, et qui peuvent être atteints d'hydrophobie , tels que les chevaux, les bœufs , les moutons, ne communiquent pas cette maladie.

La contagion de l'hydrophobie n'est pas plus à craindre à

la suite de morsures faites par un loup, qu'à la suite de celles faites par un chien.

L'hydrophobie n'est-elle donc pas assez redoutable par quelqu'animal qu'elle soit transmise, faut-il que le préjugé ajoute encore à l'effroi que cause la morsure d'un loup enragé.

Il y a autant de chances de guérison, à circonstances égales, après la morsure faite par un loup enragé, qu'après celle faite par tout autre carnivore atteint aussi de la rage.

Les morsures faites par le loup, ne présentent plus de danger qu'alors qu'elles sont plus profondes, plus déchiquetées.

Le préjugé attache l'idée de venin aux morsures faites par ces animaux, lors même qu'il est évident qu'ils ne sont pas enragés ; c'est par suite de ce préjugé que les maréchaux et les vétérinaires les moins instruits, emploient pour le pansement de ces plaies, de ces blessures, des méthodes dont j'ai démontré le danger et la cruauté, dans le journal de ce département, il y a quelques mois.

Lorsque des hommes et des animaux auront été mordus en même-temps, par le même animal enragé, les animaux pourront être atteints de rage sans que les hommes deviennent hydrophobes.

Si la tranquillité de l'âme suffit pour préserver de l'hydrophobie, la connaissance de ce résultat heureux d'observations donnera la sécurité si nécessaire dans des cas si allarmans.

Toutes les personnes mordues, même à nu par les animaux enragés, ne deviennent pas hydrophobes, quoiqu'elles n'ayent subi aucun traitement.

Cette vérité donne de nouveaux motifs d'espérance et de sécurité.

Le plus grand nombre de ceux qui sont mordus, à travers

leurs vêtemens , par les mêmes animaux enragés , ne sont
pas atteints d'hydrophobie.

Mille exemples confirment cette vérité consolante.

On doit croire que le traitement préservatif, administré
à temps opportun , a garanti de l'hydrophobie , la plupart de ceux qui n'en n'ont par été atteints, après avoir été
mordus par des animaux enragés.

Le traitement préservatif est donc toujours nécessaire.

Celui qui succédera immédiatement à la morsure , et qu'on
peut appeller domestique , parce que toute personne, intelli-
gente , courageuse et douée d'une raison éclairée peut l'employer ; en attendant les secours de l'art , se compose ainsi :

Si la morsure est bornée au passage des dents ; à travers
l'épaisseur des chairs , on doit nétoyer promptement la plaie ,
et la cautériser aussitôt, avec un fer rougi à blanc. Un clou ,
ou tout autre ferrement de forme appropriée, ainsi rougi ,
et porté dans la partie la plus profonde de la plaie peut
suffire.

Si la plaie est déchirée, et qu'elle présente une grande
surface , après l'avoir lavée avec de l'eau chaude , de l'eau
de savon , de la lessive , préférant toujour , le liquide sous
la main , on l'essuiera avec un linge sec , puis on la tou-
chera avec de l'alcali volatil , de l'eau forte ou de l'huile de
vitriol , mais légèrement, avec précaution , et cependant de sorte
que toutes les parties déchirées soient humectées de ces
remèdes , jusque dans leurs anfractuosités les plus cachées.

A défaut de ces substances on brûlera , sur la surface de
la plaie , de la poudre à canon.

Ces procédés doivent être employés en attendant ceux
plus méthodiques que l'art dirigera.

Plus ou moins utiles, ils auront cet avantage qu'étant mis

en usage aussitôt après la morsure , par des personnes assez adroites pour inspirer de la confiance , ils pourront donner une sécurité dont l'effet préservatif est si désirable.

On assurera que les succès obtenus , dans d'autres circonstances , ont été dus à célérité avec laquelle les mêmes moyens ont été employés.

Il faut , surtout, persuader à ces blessés , s'il est possible, que l'on agit par excès de précaution , puisque , le plus souvent on peut mettre en question si l'animal qui a blessé est réellement atteint de rage, et bien rappeler que l'hydrophobie ne suit pas toujours la morsure des animaux enragés.

Le traitement subséquent doit être confié, le plutôt possible , à des Médecins , ou à des Chirurgiens éclairés.

Il faut toujours aider ces moyens des conseils de la religion , de la philosophie ; elles apprennent à attendre sans effroi, les maux qui nous menacent et à les supporter avec résignation.

On ne doit pas dédaigner d'employer ces moyens sur les habitans les plus pauvres et les moins éclairés de la campagne et des villes , quoique l'expérience ait appris qu'ils se soumettent plus patiemment à la rigueur de leur sort , et qu'ils redoutent moins la mort que ceux qui sont amollis par la richesse ou même par l'aisance.

Il est surtout indispensable d'éloigner des blessés , tout ce qui peut leur rappeller l'idée du mal qu'ils ont à redouter.

Ils devront donc être séparés les uns des autres , afin que ceux qui n'éprouvent pas encore les accidens de l'hydrophobie , ne connaissent pas l'infortune de ceux qui pourraient être livrés aux angoisses de cette maladie.

Si l'on a vu l'hydrophobie se développer chez des personnes guéries, depuis très-longtemps , des morsures qui leur avaient été faites par des animaux enragés , aussitôt qu'on leur eut rappelé le danger qu'elles avaient courues , combien n'est-il pas plus à craindre que l'image de ce danger , sans cesse présent , ne développe , aussitôt , des accidens dont on doit autant craindre l'irruption ?

Dix-neuf personnes furent mises en pièces , il y a quelques années , à Bar-sur-Ornain , Département de la Meuse , par un loup enragé ; la plupart appartenaient à la classe la moins aisée. Il n'y en eut que deux placées à l'hôpital de cette ville. Les précautions furent , d'ailleurs , si sagement prises que ceux de ces blessés chez lesquels l'hydrophobie se développa , soixante-douze jours après cet horrible accident, ignoraient entièrement le sort heureux ou malheureux de leurs compagnons d'infortune.

On dut , il faut le croire , à ces précautions le salut de sept de ces blessés.

Le nombre de ceux qui furent sauvés eut , sans doute , été bien plus grand si les morsures n'eussent pas opéré d'aussi horribles déchiremens.

Si la vue d'un animal enragé , si le récit des maux qu'il a causés ont pu produire , chez des personnes qui n'avaient pas été mordues , des symptômes d'hydrophobie , longtemps après l'époque des ravages causés par les animaux enragés , ne doit-on pas redouter de voir naître ces symptômes chez des personnes douées d'une vive sensibilité , pusillanimes , tourmentées par les bruits aussi ridicules que faux des morsures faites par des chiens enragés , de lambeaux de chair arrachés , d'hydrophobes étouffés dans les hôpitaux de Rochefort , et sacrifiés en bien plus grand nombre encore dans d'autres villes ?

Ces accidens se développeraient bien plus graves au milieu de personnes mordues que l'on réunirait dans le même appartement, si surtout ces personnes étaient moins éclairées et par conséquent plus soumises à l'empire des préjugés.

De ce que l'hydrophobie se développerait, chez l'homme, à la suite de morsures faites par un carnivore, il ne faudrait pas conclure que cet animal eut été enragé lorsqu'il a fait ces blessures.

L'expérience a souvent démontré que l'hydrophobie, qui peut être spontanée, est la suite des blessures faites par des armes, par des instrumens. Elle est aussi quelquefois causée par des blessures suites de chutes; elle se montre dans les maladies, l'effroi la fait naître. Ainsi donc, si l'hydrophobie peut être produite par tant de causes différentes, combien ne serait-il pas dangereux de regarder toute horreur de l'eau, qui succéderait à des morsures, comme signe de la contagion de la rage?

Les morsures sont en effet suivies de plaies, l'animal qui les fait inspire de l'effroi, causes suffisantes d'hydrophobie, sans recourir à la contagion.

Les malades atteints d'hydrophobie sentent plus vivement. Les sentimens affectueux ne leur sont point étrangers; ils s'efforcent de modérer les accès de leur maladie, pour ne pas affliger leurs proches. Lorsqu'ils ne peuvent plus se contenir, ils préviennent ceux qui les entourent par les expressions les plus touchantes; ils expriment leur gratitude pour les soins qu'on leur donne, pour les caresses qu'ils reçoivent. Ils écoutent les conseils de la raison; les consolations de la religion leur sont chères.

Si ces vérités étaient plus répandues, tous les sentimens généreux que la terreur étouffe s'épanouiraient; on s'empresserait de donner aux malades, les plus dignes de compassion, les soins empressés dont la privation peut faire naître l'hydrophobie, ou dont elle peut du moins hâter le développement.

Le symptôme le plus effrayant de l'hydrophobie, le délire furieux ne se montre pas toujours chez l'homme, il n'arrive, quand il survient, qu'à l'heure de la mort.

Il n'est presque jamais accompagné du désir de mordre.

Ces malades avertissent lorsqu'ils ressentent cet entraînement.

Parmi les dix-neuf personnes mordues, à Bar-sur-Ornain, une seule montra dans ses derniers momens le désir de mordre.

Il paraît que ce blessé était moins heureusement né que ses compagnons d'infortune, car plusieurs jours avant que l'hydrophobie se développât chez lui, quoiqu'il parût libre de toute inquiétude, il disait : « si j'enrage, je veux mordre « tous ceux que je rencontrerai ».

On ne peut nier, d'ailleurs, que les moyens de répression qu'on employa contre lui n'eussent exaspéré sa fureur ; il la dirigeait principalement en effet, sur celle qui était allée chercher le gilet de force. . . . . . C'était sa mère !

Ceci démontre encore le danger de ces précautions prises à grand bruit, contre les blessés par des animaux enragés, comme s'ils devaient tous entrer dans un délire furieux.

L'effroi qui appèle ces secours extraordinaires, qu'on ne peut employer sans danger, excepté dans une extrême nécessité, laquelle se présente très-rarement, augmente l'horreur pour les hydrophobes.

Heureux si le bruit de ces dispositions, étendu jusqu'aux malades, ne favorise pas l'hydrophobie ou du moins n'en hâte pas l'irruption.

Jamais la morsure d'un homme hydrophobe n'a communiqué ni l'hydrophobie ni la rage.

Combien est consolante cette vérité !

Comme elle doit rassurer ceux que la crainte de la morsure

éloigne des hydrophobes qu'ils serviraient avec tant de dévouement !

Observons d'ailleurs, la différente conformation des mâchoires de l'homme et des carnivores ; elles servent d'armes à ceux-ci pour attaquer et pour se défendre. Chez l'homme ces parties ne sont que rarement employées à la défense ; plus rarement encore à l'attaque. Combien ne sont donc pas vaines les craintes des morsures des malades atteints d'hydrophobie !

De plus, on peut assurer que le petit nombre d'hydrophobes, atteints du délire furieux, auquel on donne le nom de rage, ne menaceraient pas de leur morsure, s'ils n'étaient pas soumis à ce préjugé, que tout hydrophobe est enragé, et qu'une nécessité impérieuse le condamne à mordre.

On a vu tout-à-l'heure, que le seul des dix-neuf blessés de Bar-sur-Ornain, qui ait menacé de mordre avait, depuis plusieurs jours, l'esprit préoccupé de ce moyen d'attaque ; cette préoccupation n'est-elle pas née du préjugé ? Il faut donc le combattre, le détruire.

L'humeur qui sort de la bouche des malades, atteints d'hydrophobie, est le produit de sécrétions augmentées dans des organes enflammés, elle coule souvent involontairement ; plus visqueuse, son expulsion peut exiger des efforts répétés, elle est alors lancée brusquement, sans que le malade pressé de s'en débarasser lui ait donné une direction. Cette humeur atteint quelquefois ceux qui l'entourent ; on a supposé que ces malades crachaient ainsi de dessein prémédité.

Dès que l'on a pu croire, en effet, que les hydrophobes devaient nécessairement être atteints de la rage, de la fureur de mordre avec intention de communiquer la maladie dont ils éprouvent les angoisses, on a dû supposer que toutes

leurs actions tendaient à l'exécution de cet odieux projet.
Ainsi les efforts continuels que font quelques-uns de ces
malades, pour débarasser des organes irrités, durent paraître
excités par le désir qu'ont les hydrophobes de communiquer
la rage, en lançant leur salive sur ceux qui les entourent ;
mais il est aussi rare de voir les hydrophobes cracher à dessein,
sur ceux qui les assistent, que de les voir tenter de les mordre.

La salive et les autres humeurs que les hydrophobes
rendent par la bouche, ne communiquent point l'hydrophobie,
lorsqu'on les applique sur la peau saine.

Il en est de même de la sueur, des vapeurs de la respiration,
du sang.

Des femmes tendres se sont livrées sans danger, aux caresses
de leurs époux qui avaient été mordus par des animaux
enragés, et à leurs embrassemens lorsque l'hydrophobie était
déjà déclarée. (a)

En répandant davantage que l'hâleine des hydrophobes,
leur salive et leurs autres humeurs, appliquées sur la peau
saine, ne communiquent point la maladie dont ils sont
atteints, on détruira les terreurs de ceux qui se seraient
dévoués auprès de ces malades, si les préjugés ne les avaient
pas écartés.

Les mères, les enfans, les époux, les amis, les personnes
charitables, plus éclairés, n'abandonneront plus ces malades
à leur rigoureux destin.

La chair d'animaux destinés à la boucherie, et qui avaient
été mordus par des chiens ou par des loups enragés n'a
point communiqué l'hydrophobie, à ceux qui en ont mangé,

____

(a) On a eu de nouvelles preuves de cette vérité en 1822, chez des
époux. Le marimort enragé, d'une femme de Goa, a plusieurs fois co-habité
avec elle pendant sa maladie.

soit qu'ils eussent pris cet aliment avant que cette maladie eut fait irruption , soit qu'ils l'eussent pris après son invasion.

L'usage conservé dans quelques départemens , de faire manger le foie de la vipère à celui qu'elle a mordu, pour le préserver des effets du venin de ce serpent, ne serait-il pas une suite de cette pratique des anciens, qui opposaient à l'hydrophobie, le foie des animaux enragés, en le faisant manger aux personnes que ces animaux avaient mordues ?

La prééminence que ces medécins donnaient au foie sur les autres viscères , pendant la vie , leur faisait croire qu'il possédait encore de grandes vertus après la mort.

La prééminence du sang sur les autres humeurs lui avait fait attribuer les mêmes prérogatives ; ainsi que le foie , le sang des animaux enragés a donc été administré comme remède , ou comme préservatif de l'hydrophobie qui eut été la suite des morsures de ces animaux.

De nos jours des médecins ont mangé, sans danger, les chairs d'animaux qui étaient morts enragés.

Des substances qui ont été employées , par les médecins , comme remède et comme aliment ne sont donc point vénéneuses.

Ce serait obéir au préjugé, que de défendre d'approvisionner les marchés de mouton, par exemple , parce que quelques-uns de ces animaux auraient été mordus par des loups ou par des chiens enragés.

Comme le délire furieux , les convulsions ne se montrent qu'à la dernière heure des hydrophobes, ainsi les convulsions qui surviendraient bientôt après la morsure faite par un animal enragé, avant l'invasion de l'hydrophobie , ne seraient point un symptôme de cette maladie. Elles doivent être rapportées à l'effroi causé par l'attaque de l'animal enragé , ou à la crainte du danger qui peut être la suite de ses morsures.

Un soldat fut pris de convulsions fortes et durables pour avoir trouvé, sur sa poitrine, à son réveil, un chat mort, que ses camarades y avaient placé pendant son sommeil. (*Journal de médecine militaire, par de Horne.*)

L'aspect de personnes en convulsions peut exciter cette névrose chez celles qui en sont témoin. Je ne citerai qu'un exemple ; je le choisis de préférence dans un hôpital militaire.

En 1778, un dragon fut pris de convulsions dans l'hôpital militaire de Bayeux, à la suite d'une fièvre intermittente. Huit autres militaires, de différentes armes, blessés ou malades, et qui furent alors admis dans cet hôpital, eurent aussi des convulsions. Un neuvième en fut même pris étant en faction à la porte de l'hôpital où étaient soignés ses huit camarades. Ces convulsions se montraient encore, chez quelques-uns de ces militaires, quatre ans après leur invasion.

Ces exemples de convulsions produites par des causes légères, ou par la seule imitation, chez des hommes accoutumés à braver tout ce qui en effrayerait d'autres, démontrent encore le danger de réunir dans une même maison, sans les isoler, des personnes dont l'imagination frappée par le souvenir du danger, pourrait exciter ces effrayantes névroses.

Peut-on douter que si les convulsions, causées par l'effroi, s'emparaient d'un malheureux mordu, au milieu d'une telle réunion, et que, peu après les autres en fussent atteints, par imitation, loin des yeux des médecins, ils ne fussent traités comme enragés, sans égard au danger de voir développer l'hydrophobie chez ceux qui n'étaient peut être pas destinés à ce malheur, ou de faire naître le délire furieux chez ceux qui fussent descendu plus doucement dans la tombe.

Faut-il présenter pour faire , désormais , proscrire ces funestes rassemblemens , le tableau d'un père qui , réuni à plusieurs de ses enfans , les verrait tous succomber au milieu des angoisses de l'hydrophobie dont il serait lui-même menacé ? Ce tableau serait plus déchirant encore que celui du Comte Ugolin.

L'hôpital de Burlay en a fourni un déplorable exemple en 1822.

Il serait très-dangereux de considérer comme convulsif les mouvemens spasmodiques que produisent au début de la maladie , la vue de l'eau , de la lumière , celle d'une glace , l'agitation de l'air. On ne saurait trop le répéter , les convulsions symptômes de l'hydrophobie sont précurseurs de la terminaison funeste de cette maladie.

L'effroi causé par la crainte de l'hydrophobie , ne produit pas seulement des convulsions , l'hydrophobie symptomatique en est aussi quelquefois la suite.

Si l'effroi peut avoir des suites aussi funestes , combien n'est-il donc pas nécessaire d'éloigner des personnes mordues , par des animaux enragés, toute idée du danger qui les menace?

De graves médecins , ont soutenu que cette maladie était toujours causée par la terreur qu'elle inspire , et qu'elle ne se développait jamais chez les âmes assez fortes pour la braver.

Eh ! quel homme assez intrépide pour conserver cette sécurité au milieu de malades livrés aux plus affreux symptômes de l'hydrophobie , dans le même appartement , où ils seraient réunis , et pour ne pas être épouvanté, tout-à-la-fois de crainte et d'horreur ?

N'a-t-on pas vu des médecins eux-mêmes , qui , pleins de

sécurité, avaient prodigué leurs soins à des blessés atteints de cette maladie, livrés ensuite aux plus vives inquiétudes, éprouver de véritables symptômes d'hydrophobie ?

Cet effroi détermine aussi le développement de l'hydrophobie, à la suite de morsures faites par des animaux enragés, chez des blessés qui en eussent peut être été exempts, ou bien, en accélérant ce développement, il ne laisse pas le temps d'employer le traitement préservatif nécessaire. (*a*)

Quoique toutes ces propositions se rattachent plus ou moins à la médecine, cependant on a évité à dessein d'y faire entrer ce qui est plus particulièrement du ressort de cette science, la thérapeutique de l'hydrophobie. Il eut été dangereux de présenter au public des méthodes de traitement, à l'aide desquelles on aurait pu croire en savoir assez pour les employer sans le secours des médecins, lorsque de toutes les maladies c'est celle qui, par son caractère aigu et effrayant, exige le plus de courage et de lumières.

Quoique la religion et la philosophie repoussent également les superstitions, dont elles reconnaissent les dangers, leur voix s'unit, toutefois à celle de l'humanité pour engager dans un péril aussi allarmant, à employer tous les moyens qui

---

(*a*) Peu de temps avant que les bruits qui agitent Rochefort eussent commencé à se faire entendre, j'ai été consulté par un jeune homme, marié, doué d'une intelligence remarquable, et qui exerce un état honorable. Ce jeune homme, qui a été mordu par un chien, chez lequel on n'a observé aucun symptôme de rage, ayant entendu, quelque temps après, faire le récit des accidens qui accompagnent l'hydrophobie chez les hommes, eut a l'instant une syncope, à la suite de laquelle il est tombé dans la mélancolie la plus profonde ; il est accablé par les idées les plus sinistres, les fonctions de ses principaux viscères sont altérées. Chez un homme d'une intelligence moins élevée, qui aurait eu moins d'éducation, avec une susceptibilité aussi grande, n'aurait-on pas eu à craindre de voir développer l'hydrophobie ?

peuvent vivement frapper l'imagination et que la crédulité publique présente comme efficaces.

Il suffira que le malade ou ceux qui l'approchent, et qui ont de l'empire sur lui, les désirent ou les indiquent pour qu'on s'empresse de les mettre en usage.

Le magnétisme, les anneaux constellés ou autres également vantés, les amulettes, l'application de telle ou telle chose chaude ou froide, faite en tel ou tel lieu, par une personne plutôt que par un autre, les voyages dans cette ville plutôt que dans celle-là, l'immersion dans l'eau de mer, autrefois en vogue, doivent être accueillis pour charmer ce mal horrible et porter le calme dans l'imagination, en attendant que les médecins découvrent des moyens plus rationnels de le guérir.

Qu'on se garde bien, cependant, d'inférer de ce que j'ai avancé du danger de l'éclat dans les mesures nécessaires, que l'autorité ne doive exercer aucune surveillance sur les hommes et sur les animaux chez lesquels on pourrait craindre la contagion de la rage ; l'autorité doit prévenir le mal, elle doit assurer aux blessés les soins qu'exige leur malheureux état ; mais c'est surtout dans ces cas graves que l'action de la police doit être aussi secrète qu'il est possible.

Toutefois il peut être utile d'examiner, d'après l'observation et médicalement, quelques-unes des mesures adoptées pour rendre l'hydrophobie plus rare, afin de juger si toutes ont été mûries par la réflexion quand elle ont été admises, et si leur emploi n'est pas plutôt une suite de l'habitude que celle d'un examen approfondi.

En comparant le petit nombre d'hydrophobes à celui des chiens accusés de rage, et sacrifiés à la sécurité publique, on verra combien ces accusations sont souvent vaines.

** **

L'állarme est répandue tous les ans, surtout dans les campagnes, par la présence inopinée de chiens dits enragés. On s'arme, on court; l'animal est tué, et cependant dans les longues courses que cet animal effrayé a faites pour échapper au danger des poursuites, au milieu des villages, à travers les troupeaux, il n'y a de mordu que ceux qui se sont imprudemment opposés au passage de ce chien aux abois. L'hydrophobie n'est jamais ou presque jamais la suite de ces morsures.

Si ces animaux avaient été en effet enragés, leur passage aurait été marqué par le grand nombre des victimes que laissent à leur suite les animaux véritablement en proie à la rage. (*a*)

L'on sait combien sont rares les exemples bien prouvés d'hydrophobie à la suite de morsures de chiens inconnus, qui, tristes et appelant par leurs gémissemens le maître qu'ils ont égaré, deviennent le sujet des inquiétudes et des poursuites de ceux qui, ne les connaissant pas, sont trompés par l'air d'abattement de ces animaux, si sensibles à l'éloignement de leur maître.

Les chiens ont besoin de s'exercer librement en plein air, leurs fonctions deviennent plus faciles ; ils peuvent satisfaire aux besoins impérieux de la reproduction.

Les chiens qui ont perdu leur maître et qui l'ont oublié, jouissent plus que les autres d'une liberté absolue, l'eau ne leur manque pas d'ordinaire, en enlevant de nos rues les restes des cuisines à une putréfaction dangereuse par ses émanations, ils trouvent de quoi satisfaire leur faim.

Ce besoin et la privation d'eau ne développent donc jamais la rage chez ces animaux abandonnés, ils sont bien moins soumis à toutes les autres causes de cette maladie spontanée.

(*a*) A Senlis, un chien enragé mordit quinze personnes dans quelques instans.

Que l'on parcoure la liste des plaintes portées d'après des morsures faites par des chiens, on verra qu'il n'y en a point ou presque point de dirigées contre ceux-ci, à moins que ces animaux n'aient été irrités ou foulés aux pieds.

Il n'en est pas ainsi des chiens de fortes races, que la bizarrerie de nos goûts plutôt que la nécessité fait rechercher, et qui, n'ayant point l'instinct des chiens de chasse, privés de l'exercice si nécessaire à ces animaux et que la chasse procure, restent enchaînés dans les maisons des villes, et de même que les chiens de garde, sont rarement mis en liberté.

Ce sont ces deux espèces de chiens qui, réduites à une inactivité dangereuse, dans nos maisons trop resserrées, passant leur vie à ronfler, dormir et manger, se livrent avec impétuosité, aussitôt qu'ils sont détachés, à la pétulance des mouvemens qu'on observe dans leurs jeux, et qui, lors même que leur existence contre nature, leur isolement, n'ont pas développé leur férocité, mordent sans méchanceté, comme un enfant blesse sans dessein.

Toutefois les mâchoires et les dents de ces animaux étant très-fortes, leurs morsures sont souvent profondes.

Je pourrais citer plusieurs exemples de morsures faites par ces races de chiens, et je ne me rapelle pas avoir été appelé pour remédier à celles faites par la morsure de chiens qui ont perdus leur maître.

J'ai vu un de ces chiens de garde, qu'on mettait en liberté tous les matins, se jetter avec fureur, dès qu'il était détaché, sur tous les chiens qu'il rencontrait ; il ne les abandonnait souvent, qu'après les avoir étranglés, quelque fût la surveillance active des maîtres et des domestiques de la maison ; on eut dit qu'il voulaitse venger, sur ceux qui jouissaient de leur liberté, de la privation qu'il éprouvait de ses bienfaits.

‘ Certes, si cet animal s'était livré à sa férocité sous les yeux du public, on n'eut pas manqué de crier à la rage.

‘ Le chien qui a tant agité les esprits à Rochefort, et qui a provoqué des mesures où la sollicitude des magistrats s'est montrée d'une manière si active, était sans doute dans le même état que celui dont je viens de parler ; le repos, une nourriture trop abondante, l'isolement avaient changé ses mœurs, était-il vraiment enragé ? Il est plutôt à croire que les temps pluvieux s'étant opposé à ce que cet animal eut pris depuis longtemps l'exercice nécessaire, il a abusé de la liberté qu'on lui avait momentanément donnée.

La manière de vivre de ces animaux, les dispose aussi à à la rage, toutes les espèces y sont surtout disposées lorsqu'on les enchaîne dans la saison de leurs amours.

Je citerai deux exemples qui se sont passés sous nos yeux,

M. Robert, propriétaire de la terre d'Abrecourt, près le Gua, arrondissement de Marennes, voulant conserver la vigueur de son chien, le fit enchaîner dans cette saison. Ce chien, fut ainsi resserré pendant plusieurs jours sans cesser de boire et de manger, et sans donner aucun signe de rage. Les raisons qui l'avaient fait priver de sa liberté n'existant plus, M. Robert le détacha, mais aussitôt ce chien franchit d'une course rapide, la cour du logis, il était prêt à sortir lorsqu'un domestique veut, par les ordres de son maître, lui fermer la porte ; cet animal s'élance comme un trait sur ce domestique, et lui fait à la lèvre une légère blessure. On ne put distinguer si elle devait être rapportée à un coup d'ongle ou à un coup de dent, mais l'hydrophobie à laquelle ce malheureux succomba, un mois et demi après, prouva bien qu'il avait été blessé par la dent de ce chien.

Le second exemple s'est passé dans nos murs, il nous rappelle la fin déplorable d'un de nos concitoyens. Comme M. Robert, il avait renfermé son chien; les privations altèrent les humeurs de cet animal, pervertissent son caractère, il se jette sur un voisin. M. M * * * * *, pour punir ce chien, et pour diminuer le danger de ses morsures, veut lui casser les dents ; il est mordu et succombe à l'hydrophobie, quarante ou cinquante jours après cet accident. La légèreté de sa blessure n'avait pas fait redouter ce malheur.

Le premier de ces événemens prouve que la faculté de communiquer l'hydrophobie peut être produite chez les chiens, lorsqu'on les prive de satisfaire aux besoins impérieux que j'ai indiqués, quoique ces animaux n'ayent donné aucun signe de rage, pendant leur détention.

Cette vérité n'est peut-être pas aussi évidente dans le second exemple, puisqu'il serait possible que l'altération qui donne à la salive des chiens la propriété de communiquer l'hydrophobie se fut développée chez ce dernier, par les effets de la fureur où il entra, lorsque son maître voulut lui casser les dents.

J'ai donné plus haut, un exemple funeste des effets de la fureur, sur la propriété qu'a cette passion de disposer les humeurs des chiens à communiquer l'hydrophobie.

Il est donc évident que ces chiens de forte race, détenus dans nos maisons trop peu vastes, par fantaisie ou pour la garde, éprouvent par une manière de vivre, en opposition avec leur nature, des altérations qui les disposent à mordre ; que le plus grand nombre de morsures faites à des hommes, et qui excitent des plaintes, sont du fait de ces chiens pendant les courts instans où ils sont mis en liberté, ou même quand ils sont enchaînés.

On ne doit pas conclure des actes de férocité que ces animaux exercent envers les autres chiens, en les battant à outrance, qu'ils soient des signes de rage.

Il est également vrai que l'on accuse aussi vainement d'être enragés les chiens libres, qui sont portés par leur caractère hargneux, méchant même, à poursuivre, attaquer et mordre les autres chiens, et aussi les hommes.

Que toutes les espèces de cette classe, qui seraient privées de leur liberté dans le temps que j'ai indiqué, sont susceptibles d'éprouver dans leur économie des altérations à la suite desquelles il peuvent communiquer l'hydrophobie par leur morsures, et que les chiens vagabonds sont ceux qui, d'après leur manière de vivre dans les villes, doivent être le moins sujets à la rage, lorsque leur nombre n'excède pas leurs moyens d'existence.

Les règles de police relatives à la sécurité des citoyens sur ce sujet, pourraient donc être basées sur ces connaissances.

D'après cela, de même que, pour la conservation du gibier, l'autorité ne permet pas que les chiens de chasse lévriers sortent sans être tenus en laisse, ne pourrait-on pas, pour la conservation des hommes, assujétir les maîtres des chiens de fortes races, non destinés à la chasse, et qui sont le plus souvent retenus enchaînés, à être également tenus en laisse?

Tous les chiens dont le caractère méchant serait avéré, *devraient être sacrifiés sans aucune considération.*

Ne serait-il pas convenable, en publiant les mesures que la police se propose d'employer pour rendre la rage plus rare encore, d'indiquer la nécessité de donner assez de liberté à tous les chiens dans les temps marqués par la nature et surtout pendant l'hiver?

Toutes les chiennes lorsqu'elles ont mis bas, et que l'instinct de la conservation de leurs petits qu'elles nourrissent les excite à mordre, ne devraient-elles pas être séquestrées, et leurs maîtres punis d'une amende si quelqu'un était mordu par leur négligence ?

Tous les animaux domestiques carnivores qui auraient été mordus, par des chiens ou par des loups enragés, seraient irrévocablement tués immédiatement après leurs blessures.

Mais doit-on aussi sacrifier tous les chiens qui auraient été poursuivis, attaqués, mordus par des chiens dont la rage ne serait pas constatée ?

Ne craindrait-on pas, dans les campagnes, d'enlever aux bergers le gardien de leurs troupeaux, lorsque les loups font tant de ravages, aux fermes isolées leurs sentinelles ? Beaucoup de médecins voudraient que l'on séquestrât les chiens agresseurs, lorsque la rage ne serait pas évidente, et que les chiens mordus ne fussent abattus qu'après que la rage de l'agresseur ne serait plus douteuse.

Quoique les autres animaux domestiques mordus par les carnivores enragés ne communiquent pas la rage, il seraient l'objet de la surveillance la plus active.

Tous ceux dont la force serait difficilement maîtrisée seraient enfermés et attachés avec soin, et livrés aux expériences des médecins et du vétérinaire.

Après leur mort on les enfouirait comme les premiers. En établissant cette surveillance, que tous les habitans éclairés des campagnes partageraient sans doute avec zèle, aucun de ces animaux blessés ne serait soustrait pour être livré aux boucheries, qui ne cesseraient pas d'être approvisionnées comme d'ordinaire.

Me serait-il permis maintenant, de considérer médicalement les moyens à employer lorsque l'autorité croirait nécessaire de détruire les chiens errans ?

La fausse opinion, des personnes étrangères à l'art de guérir, que la noix vomique n'est pas un poison pour les hommes, a sans doute contribué à faire adopter le mode d'empoisonnement des chiens avec des pâtes animales, auxquelles on mêle la poudre de ce fruit du *strychnos nux vomica*.

Cette fausse opinion et les précautions avec lesquelles on a répandu pendant longues années ces pâtes empoisonnées, éloignaient l'idée du danger que présente ce moyen.

L'événement récent de morsures faites par un chien danois a retenti d'une manière si effrayante, à Rochefort, que les petites villes et les bourgs voisins en ont été allarmés. Cet effroi s'est étendu au loin. L'autorité a employé de nouveau ce poison. Serait-il vrai que le zèle de ceux à qui elle a commis la tâche de le répandre, les ait porté trop loin, et que des chiens d'une douceur reconnue, d'un prix élevé ayent trouvés la mort dans le domicile même de leur maître ?

Ce moyen n'a pas été borné à la ville de Rochefort, entourrée de murailles, fermée pendant la nuit. Quelques-unes des villes ou gros bourgs voisins ouverts, assis au milieu des campagnes, s'en sont aussi emparés, et l'on eût pu voir les chiens des fermes, alléchés par l'odeur de ces funestes appas, abandonner la garde qui leur était confiée et périr victimes du piège qui leur aurait été tendu.

Lorsque l'usage de la noix vomique a été resserré dans des bornes plus étroites, et malgré les mesures prises par l'autorité, pour que le poison atteignit seulement les animaux contre lesquels il était dirigé, on a souvent vu les habitans de la ville et surtout ceux de la campagne, livrés à la douleur d'avoir vu périr leur chien sous leurs yeux.

Depuis que l'industrie emploie tous les débris des corps

organisés, et que l'on voit, le matin, dès leur plus bas âge, les enfans du pauvre chercher ces débris, en fouillant au milieu des tas de matières putrescibles ou inutiles, que nous rejettons, n'est-il pas à craindre que quelques-uns de ces enfans, entraînés par la gourmandise ou par le besoin, ne mangent de ces pâtes empoisonnées ? Et s'il était vrai qu'il en ait été jetté dans les maisons, quels enfans eussent pu être à l'abri de ce malheur !

Enfin, lorsque les lois défendent si sévèrement le débit du poison, n'est-ce pas une dangereuse contradiction que de le répandre à la discrétion des méchans ?

La noix vomique employée même avec de grandes précautions, peut donc étendre assez son action vénéneuse pour exciter les plus vifs regrets, ou favoriser des crimes.

Le spectacle révoltant qu'offrit-il, y a quelques années, la poursuite à main armée, et en plein jour, des chiens proscrits, l'effroi qui l'accompagna et les accidens qui en furent la suite, ont fait rejetter à juste raison, cet horrible procédé de destruction.

Les armes à feu ne peuvent être mises en usage pour cet effet, au milieu des villes surtout, que dans des cas très-rares.

Le meilleur moyen de détruire les chiens vagabonds m'a été indiqué par un des membres du conseil de la commune (*a*) ; il était en usage à Versailles, lorsque les Rois de France et leur Cour, habitaient cette ville ; il est simple et facile, et n'entraîne aucun appareil bruyant ni aucun danger.

Des hommes armés d'un bâton court, à une extrémité duquel on fixe une masse de plomb, abattent, sans les poursuivre, à l'improviste, d'un seul coup asséné sur la tête,

-----

(*a*) M. Papin, Pharmacien.

✶✷✶

les chiens désignés, et à côté desquels ils passent sans avoir l'air de s'en occuper.

Ce moyen pourrait être employé, avec les précautions que je viens d'indiquer, la nuit, à temps donné, après les avertissemens nécessaires; les victimes seraient emportées dans des tombereaux, à la pointe du jour. L'on éviterait ainsi le spectacle toujours pénible et souvent dangereux de l'assassinat des animaux des races les plus fortes, des chiens surtout, que leur domesticité, leur intelligence, leur fidélité et leur soumission recommandent d'avantage.

J'ai indiqué le danger de séquestrer les chiens, ce moyen ne peut donc être employé que pour un temps très-court, dans quelques saisons seulement; il ne doit jamais être prescrit pour les chiens de la campagne qui vivent toujours hors de la ferme, et qu'on ne pourrait enchaîner loin de leurs maîtres, qu'ils suivent d'ordinaire partout, sans craindre de voir bientôt développer en eux les altérations dont j'ai fait connaître les dangers.

Ces dangers seraient bien plus menaçans, si les chiens abondamment nourris dans les boucheries, de sang et de débris des animaux, habitués à un très-grand exercice dans leurs courses rapides, à la suite de leurs maîtres, étaient tout-à-coup privés de cet exercice et de leur liberté. Je ne doute pas que l'approche de ces animaux ne fut bientôt dangereuse; elle le serait bien d'avantage si leur isolement avait lieu dans les temps de leur ardeur.

Une connaissance plus exacte de l'hydrophobie, de la rage, des circonstances qui peuvent développer cette dernière maladie chez les chiens, une sage surveillance porteront le calme dans les esprits, et, dans les circonstances même les plus déplorables, la tendresse maternelle, l'amour conjugal, la piété filiale, la charité conserveront tout leur zèle, toute leur ardeur.

Nota benè. Pendant que cet avis était sous presse, j'ai appris de M. le Maire de Soubise, que les bruits répandus à l'occasion de chiens enragés, et de personnes mortes hydrophobes dans cette commune, à la suite de morsures faites par ces chiens, étaient aussi vains que les causes de l'allarme qui a été jettée dans d'autres endroits à ce sujet.

Tout se réduit à Soubise et ses environs, à ce qu'un chien reconnu pour être très-méchant, en a mordu quelques autres, et qu'il a fait avec les dents, une légère blessure sur la main d'un maçon assis dans une chaise, derrière laquelle ce chien était couché et tranquille.

M. le Maire ne peut pas assurer que ce chien, avant de mordre, n'eut pas été froissé par la chaise de ce maçon.

Le chien méchant, les chiens mordus ont été tués. Le maçon est retourné dans la Vendée, son pays. Tous les autres chiens ont été mis à l'attache.

D'après mes observations, M. le Maire de Soubise a dû les faire mettre en liberté.

Un exemple récent vient de confirmer l'opinion que j'ai de l'influence fâcheuse que la privation de la liberté peut avoir sur les chiens. *(a)*

(a) » Enchaînez un animal domestique et paisible il deviendra féroce. « Des prisons, titre V. du régime moral, page 173, par M. Danjou. Ouvrage couronné par la Société Royale des prisons, présidée par S. A. R. Monseigneur Duc d'Angoulême, 1821.

M. G********, aîné, négociant à Rochefort, a un chien grand barbet, qui n'a jamais excité de plaintes.

Comme tous les autres chiens de la ville et des environs, cet animal est resté à l'attache pendant plusieurs jours.

Jeudi dernier, deux Décembre, ce négociant tenait son chien en laisse, sur le rempart. Madame de L******, se promenait avec ses Demoiselles.

Tout-à-coup, sans y être excité, ce barbet, toujours en laisse, se jette sur la plus jeune de ces Demoiselles, mord et déchire sa robe.

Dans la disposition générale des esprits, combien cet événement n'aurait-il pas répandu d'allarmes s'il était arrivé à la halle un jour de marché ?

Ces Dames furent très-effrayées, sans doute, mais la raison éclairée de la maman, dissipa bientôt les craintes de ses enfans.

Je ne doute pas que les mêmes circonstances ne disposent d'autres chiens aux mêmes excès. (a)

Quoique l'intérêt de l'humanité m'ait seul dicté cet avis, puisse-t-il faire diminuer la sévérité des mesures prises contre les chiens, dont l'intelligence associée à la nôtre, nous a assuré, comme le dit Buffon, » la conquête et la possession paisible de la terre ! « Le chien est le seul des êtres organisés, dont la fidélité soit à l'épreuve, et qui connaisse toujours son maître, même dans sa disgrâce.

Tant de qualités précieuses et rares lui méritent protection, bienveillance.

L'auteur observe qu'il n'a pas de chien.

____

(a) J'ai appris, par un Pharmacien de la ville, qu'une Demoiselle avait été mordue au genou, il y a peu de jours, en entrant dans une maison, à l'instant où l'on détachait un chien reclus depuis quelque temps.